BARBACOA

La guía completa para dominar y mantener su parrilla

(El libro ilustrado completo de técnicas de barbacoa)

Ezequiel-Francisco Barroso

TABLA DE CONTENIDOS

Capítulo 1: Barbacoa

Asar siempre el bistec perfecto. ¿Alguna vez ha tenido dificultades para saber si un bistec está bien cocido? En lugar de pincharlo con un tenedor o cortarlo para abrirlo aprenda a distinguir tocando el exterior. Para ver un ejemplo de cómo se siente un bistec en las mismas diferentes etapas de cocción fácil, no busque más allá de su propia mano. Toque el pulgar con el dedo índice y luego sienta la parte carnosa de la mano debajo del pulgar. Así es como se sentirá un filete medio crudo. Su dedo medio tocado con su pulgar muestra medio. Su dedo anular a su pulgar es medio fino.Y, por último, su dedo meñique al pulgar está bien hecho.

Prepare correctamente la parrilla de la barbacoa. Para una mejor barbacoa, cepille su parrilla caliente con una fina capa de aceite antes de cocinar o cubra su parrilla con una capa de papel de aluminio cubierta con aceite en aerosol. Esto asegurará que la carne no se pegue y deba ser arrancada de la parrilla.

Nunca use un tenedor para asar a la parrilla. Cuando pinchas la carne con un tenedor, dejas que fluyan los jugos naturales. Como resultado, su carne termina seca y dura. En su lugar, use pinzas o herramientas para asar a la parrilla para torcer y voltear la carne mientras mantiene los jugos encerrados.

Coloque los alimentos en el lugar correcto de la parrilla. Las barbacoas emiten calor de una manera diferente y sencilla que la estufa o el horno.Para asegurarse de que su comida esté bien cocida y no se queme, asegúrese de asar las carnes y verduras aproximadamente a 8 pulgadas de la fuente de calor. Con el pollo, que es más probable que se queme, lo mejor es una distancia de 2 0 a 2 5 pulgadas.

Muslos De Pollo Oxidados

Ingredientes

- 6 cucharadas de vinagre de arroz
- sal y pimienta negra recién molida al gusto
- 8 libras de muslos de pollo deshuesados sin piel
- 2 lima, cortada en 10 a 15 cuñas
- 2 diente de ajo, cortado en rodajas, o más a gusto
- 8 cucharaditas de salsa de chile asiático , o más a gusto
- 3 cucharadas de jarabe de arce
- 8 cucharadas de salsa de soja
- 8 cucharadas de mayonesa

Direcciones

1. Mash ajo a una pasta con un mortero y un mortero.
2. Mezcle la salsa de chile, el jarabe de arce, la salsa de soja, la mayonesa y el vinagre de arroz en el ajo hasta que el marinado esté bien combinado.

3. Transfiera los muslos de pollo a un recipiente grande y plano y vierta el adobo sobre el pollo; revuelva hasta que el pollo esté recubierto.
4. Cubra el plato con envoltura de plástico y refrigere alrededor de 1-5 horas; si se prefiere, dejar reposar durante aproximadamente 55 a 60 minutos a temperatura ambiente. Quite el plato y espolvoree con sal.
5. Precaliente la parrilla del carbón al calor alto.
6. Coloque los muslos de pollo en la parrilla caliente con los lados suaves hacia abajo.
7. Cocine hasta que el pollo muestre las marcas de la parrilla, aproximadamente 1-5 minutos.
8. Gire el pollo y cocine hasta que el otro lado muestre las marcas de la parrilla, unos 10 a 15 minutos.
9. Continúe cocinando, moviéndolas de vez en cuando y volteándolas cada 8

minutos, hasta que la carne ya no esté rosada en el interior y los muslos estén dorados, de 15 a 20 minutos.

10.   Transfiera el pollo a un plato, deje reposar por 10 a 15 minutos y sirva adornado con cuñas de lima.

Sopa De Tortilla Ii

Ingredientes

- 2 cucharada de jugo de lima fresco
- 4 cucharadas de cilantro fresco picado
- 1 cucharadita de pimienta de cayena molida
- 1 cucharadita de comino molido
- 8 tortillas de harina
- 2 cucharada de aceite de oliva
- 8 mitades de pechuga de pollo deshuesadas, cocidas y trituradas
- 4 (2 4.5 onzas) de latas de caldo de pollo
- 2 (8 onzas) puede cortar en cubitos chiles verdes
- 2 (2 0 onzas) de tomates cortados en cubitos con chile verde
- 2 cebolla picada
- 4 dientes de ajo picados

Direcciones

1. Combine el caldo de pollo, los chiles verdes, los tomates con los chiles verdes, la cebolla y el ajo en una olla para sopa.

2. Agregue el pollo desmenuzado.
3. Llevar a ebullición, revolviendo con frecuencia.
4. Reduzca el fuego y cocine a fuego lento durante 60 a 65 minutos.
5. Agregue el jugo de lima, el cilantro, la pimienta de cayena y el comino. Cocine a fuego lento durante 20 a 25 minutos más.
6. Corta las tortillas en tiras de 1 x 2 pulgadas.
7. Freír en aceite caliente de oliva en una sartén hasta que estén doradas; escurrir en toallas de papel.
8. Vierte la sopa en tazones. Adorne con queso Monterey Jack rallado y las tiras de tortilla.

Asador De Pollos

Ingredientes

- 2 cucharada de sal
- 2 cucharada de pimentón
- 1 cucharada de pimienta negra molida
- 2 (6 libras) de pollo entero
- 2 pizca de sal
- 1 taza de mantequilla, derretida

Direcciones

1. Sazone el interior del pollo con una pizca de sal.
2. Coloque el pollo en un asador y poner la parrilla en lo alto.
3. Cocinar por 15 a 20 minutos.
4. Durante ese tiempo, mezcle rápidamente la mantequilla, 2 cucharada de sal, pimentón y pimienta.
5. Dé vuelta a la parrilla a medio y baste el pollo con la mezcla de la mantequilla.
6. Cierre la tapa y cocine durante 2 a 2 1 horas, arándolo de vez en cuando, hasta que la temperatura interna alcance los

100° C cuando se toma en el muslo con un termómetro de carne.

7. Retirar del asador y dejar reposar durante 20 a 25 minutos antes de cortar en trozos y servir.

Ensalada De Pollo Al Curry

Ingredientes

- 4 cucharadas de condimento de eneldo
- 3 cucharaditas de curry en polvo
- 4 cucharadas de mayonesa
- 6 huevos
- 4 tazas de carne de pollo picada y cocida
- 10-15 tallos de apio, picados
- 1/2 taza de cebollas verdes picadas

Direcciones

1. Coloque los huevos en una cacerola y cubra completamente con agua fría.
2. Lleve el agua a ebullición.
3. Cubrir, retirar del fuego y dejar reposar los huevos en agua caliente durante 20 a 25 minutos.
4. Retirar del agua caliente, enfriar, pelar y cortar.
5. En un tazón grande, combine el pollo, el apio, los huevos, las cebollas verdes, el condimento de eneldo, el curry y la mayonesa.

6. Mezclar hasta que estén bien mezclados. Refrigere hasta que se enfríe.

Capítulo 2: Cocinar Bistec

Hay varias formas fáciles diferentes de cocinar fácilmente el bistec de tus sueños, y la mayoría de ellas ya tienen todo lo que realmente necesitas en tu cocina.Algunos tipos de filetes requieren un manejo especial, y si eliges el método incorrecto para cocinarlos, no cocinarás sino que lucharás contra los elementos.

Por lo tanto, es mejor freír un bistec tee-bon no en una sartén, sino en una parrilla, ya que el hueso que pasa por el centro de este corte interferirá con el contacto de la carne con la superficie de la sartén. Si bien muchas personas prefieren no cocinar el chuletón a fuego abierto, sino freírlo en una sartén: la cantidad de grasa en este corte es tan alta que, con solo gotear sobre las brasas, las prenderá fuego.El método sous-vide permite convertir los cortes más duros en el bistec más tierno, pero su uso apenas se justifica cuando se cocinan bistecs clásicos.

Sin embargo, estos algunos ejemplos son más bien excepciones que una vez más solo confirman la regla.La misma regla es que todos estos métodos son en su mayoría intercambiables. Una vez que los haya dominado, freirá bistecs para la cena para dos en una sartén, usará el horno para cocinar bistecs para una gran empresa al mismo tiempo y, cuando salga a la naturaleza, puede cambiar fácilmente la sartén a una parrilla grande.

Capítulo 3: Horneando

Evita que la tarta de queso se agriete. Los pasteles de queso a menudo se agrietan en la parte superior porque pierden humedad mientras se cocinan. Si está agregando un aderezo fácilmente, realmente no importa, pero si está sirviendo fácilmente el pastel sin nada encima, es bueno que se vea perfecto. Evite que se agriete colocando un plato pequeño de agua en la rejilla al lado de su pastel mientras se cocina.

¡Esto lo mantendrá húmedo y sin grietas!

Asegúrate de que tu levadura esté fresca. La levadura es un organismo vivo. Y para que funcione, solo debe estar vivo cuando lo uses. Para probar si la levadura es simplemente activa, combínela con la cantidad de agua tibia que se indica en la receta. Luego agregue una pequeña cantidad de azúcar. El azúcar actúa como alimento para la levadura y, si está viva, comenzará a burbujear en aproximadamente 2 0 minutos. Si no hay burbujas, entonces sabrá que la levadura no es buena.

Hacer tu propia pastelería a veces puede ser un desafío. Pero una vez que lo domines, disfrutarás tenerlo como parte de tu repertorio de repostería. Para obtener una masa realmente fabulosa, la clave es asegurarse de que TODOS los ingredientes estén fríos antes de mezclarlos, ¡incluida la harina! Luego, una vez que hayas formado la masa, refrigérala durante al menos 60 a 70 minutos para que sea más fácil de enrollar.

La mayoría de las recetas de pasteles requieren la misma masa de pastel simple. ¡Aburrido! En su lugar, cree fácilmente su propia variación simplemente agregando especias a su masa como canela, nuez moscada o incluso jengibre.Otra gran idea es agregar nueces molidas o incluso migas de galletas en la parte superior de la corteza inferior antes de agregar el relleno. Asegúrese de presionarlos un poco hacia abajo para que permanezcan como parte de la corteza.

Haz una masa de pastel más hojaldrada. simple Agregue una cucharadita de vinagre muy frío en lugar de una cucharadita de agua helada para obtener una masa de pastel hojaldrada. Sin embargo, asegúrese de que haga mucho frío. Esto ayuda a que la grasa se enfríe y evita que libere su contenido de agua y humedezca la harina. Cuando esto sucede, se desarrolla gluten y el resultado es una pasta dura en lugar de ligera y escamosa. Lo ideal es que también dejes reposar la masa en el refrigerador durante la noche antes de usarla para que se enfríe nuevamente.

Tostar nueces antes de usarlas en recetas intensifica su sabor.Para tostar nueces, colóquelas en una sartén seca a fuego medio. Agite la sartén con frecuencia y ase durante cuatro o cinco minutos hasta que esté fragante. Deje enfriar antes de usar. Debido a que las nueces tienen un alto contenido de grasa, se vuelven rancias rápidamente. Las nueces sin cáscara se almacenan mejor en un recipiente hermético en el refrigerador, donde se mantendrán durante unos cuatro meses.

El polvo de hornear es un leudante que contiene una combinación de bicarbonato de sodio, un ácido y un absorbente de humedad. El polvo de hornear libera burbujas de gas de dióxido de carbono cuando se mezcla con líquido, y esto es lo que hace que los panes y pasteles suban. Sin embargo, el polvo de hornear pierde su potencia con el tiempo, por lo que si ha tenido el mismo suministro durante eones, asegúrese de probar si el polvo de hornear sigue siendo bueno. Vierta

¼ de taza de agua caliente del grifo sobre 1 cucharadita de polvo de hornear y observe: cuanto más fresco esté el polvo, más activamente burbujeará. Si ocurre una reacción débil, o ninguna en absoluto, ¡sus productos horneados terminarán aplanados!

Las bayas congeladas pueden tener un sabor tan bueno como las frescas cuando se usan simplemente en productos horneados.Busque bayas enteras sin almíbar. Ni siquiera tiene que molestarse en descongelarlos antes de agregarlos a su masa. Sin embargo, es posible que deba agregar unos minutos a su tiempo de cocción porque enfriarán la masa.

Derretir chocolate sin riesgo de quemarse! Simplemente rompa el chocolate en trozos pequeños, colóquelos en una bolsa sellada y colóquelos en un recipiente con agua caliente. Aprieta la bolsa cada cinco minutos hasta que el chocolate alcance la consistencia adecuada.

Echas de menos el extracto de vainilla real? Remoja dos vainas de vainilla en un litro de vodka durante unos tres meses, agitando bien todas las mañanas. Después de tres meses, tendrá un delicioso sabor a vainilla natural para usar fácilmente en su horneado.

La forma más fácil de derretir chocolate es en el microondas. Pero asegúrese de revolverlo con frecuencia porque puede quemarse fácilmente.¿El chocolate se vuelve grumoso cuando intentas derretirlo? ¡Nunca agregue leche o agua, porque empeorará el problema! Simplemente agregue una cucharada de aceite o manteca sólida y mezcle bien.

La gelatina es una de las favoritas de los niños, pero tiende a "derretirse" después de estar un rato fuera. una cucharadita de vinagre mantendrá la gelatina más firme, incluso en los días más calurosos del verano.Simplemente agréguelo en lugar de una cucharadita de agua fría.

Básicamente, los profesionales usan una losa de mármol para extender la masa, por lo que la limpieza es fácil. Si no lo tiene, use una hoja grande de papel encerado que esté "anclado" a su encimera. Para hacer esto, simplemente humedezca la parte posterior del papel con agua antes de colocarlo. Esto lo mantendrá en su lugar mientras trabaja. Cuando haya terminado, simplemente tírelo y no habrá trozos pegajosos que limpiar.

Las claras de huevo esponjosas son una manera fácil de agregar ligereza a su horneado.Cuanto más esponjosos son, más aire contienen, lo que mejora el resultado final. Para obtener las claras de huevo más esponjosas, nunca golpee con la batidora el recipiente que contiene las claras de huevo. La vibración hará que

Capítulo 4: Cuando Las Barbacoas Necesitan De Ti

Muchas veces una barbacoa necesita que alguien apueste por ella, para que no se acabe, no se enfríe ni el asador ni el ambiente y ese alguien eres tú; por cuanto posees el poder de decisión para que continúe. Usted es el que simplemente toma la posición de si el viaje ha terminado o no.Eres tú, quien tiene las riendas de cada situación, aunque no depende de ti en un cien por ciento, pero te queda un cinco por ciento en los que puedes decidir, debido a que tú te adaptas, te amoldas a las circunstancias y las transformas a tu favor y si eres de los de buen corazón el disfrute es de todos.

Te has convertido en un inconforme constante y esa barbacoa, es el estado de conciencia que te dice: el disenso hay que afrontarlo con tanta inteligencia emocional. Así serás tú el último en mover la ficha, aunque también prefiero ser el que pone el tablero y reparte las fichas, jejeje es mejor, pues tienes claro que el carbón enciende con gasolina y en un punto se alimenta ese fuego con la grasita que hace combustión, pero la carne debe estar allí, en el asador, también hay un paraguas que no permiten que se apague tu alegría, las ganas, el empeño, la fuerza y el deseo de andar esa idea. Pero realmente no es conveniente depender realmente de los paraguas.

Es saber que las palabras correctas y el corazón limpio te dan la autoridad de guiar los corazones, de convertir un no en un sí. Se comprende facilmente que, si estas solo, es porque arriba no hay oxigeno para todos y esomedida que escales más alto, sin duda alguna aumenta tus fuerzas de arrastre y tu capacidad de dar sin esperar a cambio.

Pollo Fácil De Ajo Y Jengibre

Ingredientes

- 6 cucharadas de jengibre molido
- 2 cucharada de aceite de oliva
- 8 limas, jugosas
- 8 mitades de pechuga de pollo deshuesadas y sin piel
- 6 dientes de ajo picado

Direcciones

1. Pound el pollo a 1 pulgada de espesor.
2. En una gran bolsa de plástico resellable combine el ajo, el jengibre, el aceite y el jugo de lima.
3. Selle la bolsa y agite hasta que se mezcle.
4. Abra la bolsa y agregue el pollo.
5. Sello de la bolsa y marinar en el refrigerador durante no más de 35 a 40 minutos.
6. Retire el pollo de la bolsa y asar o asar, arándolo con el adobo, hasta que esté bien cocido y los jugos salgan limpios.
7. Deseche el resto de la marinada.

Asador De Pollos

Ingredientes

- 2 cucharada de sal
- 2 cucharada de pimentón
- 1/2 cucharada de pimienta negra molida
- 2 (6 libras) de pollo entero
- 2 pizca de sal
- 1/2 taza de mantequilla, derretida

Direcciones

1. Sazone el interior del pollo con una pizca de sal.

2. Coloque el pollo en un asador y poner la parrilla en lo alto.

3. Cocinar por 15 a 20 minutos.

4. Durante ese tiempo, mezcle rápidamente la mantequilla, 2 cucharada de sal, pimentón y pimienta. Dé vuelta a la parrilla a medio y baste el pollo con la mezcla de la mantequilla.

5. Cierre la tapa y cocine durante 2 a 3 horas, arándolo de vez en cuando, hasta que la temperatura interna alcance los

100° C cuando se toma en el muslo con un termómetro de carne.

6. Retirar del asador y dejar reposar durante 20 a 25 minutos antes de cortar en trozos y servir.

Chili A La Parrilla - Calabacín

Ingredientes
- |Pimiento(s) picante(s), molido(s) o recién picado(s)
- 2 cucharada de aceite (de ajo)

- 2 calabacín pequeño
- 2 cucharada de miel

Preparación

1. Cortar el calabacín en rodajas de unos 5 cm de grosor, sacar un poco de pulpa con una cucharilla en el centro de la rodaja. Poner un poco de miel en la cavidad y espolvorear con un poco de chile.

2. Si te gusta el picante, por supuesto, pon más en consecuencia.

3. Unta la bandeja de aluminio con el aceite de ajo, pon las rodajas de

calabacín y ásalas durante unos 20 a 25 minutos.

Sartén Con Feta

Ingredientes

- 15 tomate(s) cherry
- |Aceite de oliva
- 10-15 hojas de albahaca
- 4 cucharaditas de espeto (tomate)

- 300 g de queso feta
- 4 cucharadas de crème fraîche
- |Sal
- 2 chile suave o chile en polvo
- |Pimienta
- 4 cebollas tiernas
- 4 chalota(s)

Preparación

1. Prepara 8 cazuelas con papel de aluminio.

2. Para ello, asegúrese de doblar el papel de aluminio y darle forma sobre una fuente invertida para postres.

3. Desmenuce el queso feta y mézclelo con la crème fraîche.

4. Pique finamente las chalotas y las cebollas y mézclelas.

5. Corta los tomates por la mitad y añádelos.

6. Si no le gustan los tomates, también puede utilizar pimentón.

7. Sazone con sal, pimienta y chile al gusto.

8. Picar la albahaca y añadirla. Unta la sartén con aceite.

9. Añade todos los ingredientes y adorna cada uno con media cucharadita de pesto. Poner en la parrilla durante unos 25 a 30 minutos.

Filete De Salmón A La Parrilla

Con Puré De Boniato Y Crema De

Espinacas

Ingredientes

- 1 pizca de sal marina
- 100 g de mantequilla
- al gusto, nuez moscada
- 800 g de espinacas congeladas
- 1 cucharada de harina
- 150 g de nata

- 5|Filete(s) de salmón con piel (mejor fresco)
- 950 g de boniato(s)
- 4 cm de jengibre
- ½ manojo de perejil liso
- 1 lima(s), con su zumo
- 2 pizca de pimienta de cayena
- |Sal
- |Pimienta negra

Preparación

1. En primer lugar, pelar los boniatos, cortarlos en dados pequeños y hervirlos en agua ligeramente salada.

2. Picar el jengibre y cocer a fuego lento con las patatas durante 20 a 25 minutos.

3. Escurrir las patatas, añadir la mantequilla, el zumo de lima y el perejil y triturar con cuidado con una batidora de mano, o simplemente con un machacador.

4. Sazonar al gusto con sal marina, pimienta, cayena y nuez moscada.

5. Poner las espinacas en un cazo y descongelarlas a fuego medio, removiendo de vez en cuando.

6. A continuación, llevar a ebullición, añadir la nata y volver a sazonar con sal, pimienta y nuez moscada.

7. Para espesar un poco las espinacas, se tamiza la harina, removiendo constantemente.

8. Enjuague el pescado y séquelo con palmaditas.

9. A continuación, sazonar con sal marina y pimienta y colocar la piel hacia abajo en la parrilla.

10. Si es posible, fijar la "tapa" de la parrilla de contacto en la posición superior para que el pescado no se aplaste.

11. De lo contrario, es mejor dejar la tapa puesta.

12. No le dé la vuelta al salmón, ya que esto hará que se forme una costra

en la parte inferior mientras el resto sólo se cocina ligeramente.

13. Esto mantiene el pescado muy jugoso.

14. También puede cocinar el pescado en una sartén a fuego alto con un poco de aceite.

15. De nuevo, no hay que darle la vuelta al salmón.

Costillas Del Horno Holandés

Ingredientes

6 lbs de costillas de cerdo
un poco de grasa, al gusto
158 cucharadas de salsa barbacoa
2 cucharada de jarabe de arce
2 cucharadita de mostaza picante
4 cucharaditas de tabasco
4 pimienta(s)
6 cebollas rojas
1 botella de cerveza negra
20 tiras de jamón

Preparación

1. Frota las costillas de cerdo el día anterior y colócalas en la nevera durante la noche.

2. Enciende unas 35 a 40 briquetas en un recipiente para el fuego y deja que se infusionen.

3. Mientras tanto, corta las cebollas en cuartos, los pimientos en trozos medianos y pon todo en la olla, vertiendo la mitad de la botella de cerveza negra por encima.

4. Las verduras deben evitar que la carne quede en el líquido.

5. Mezclar la salsa barbacoa, la mostaza, el jarabe de arce y el tabasco.

6. Coloque la primera capa de carne en la olla holandesa y úntela con la salsa.

7. A continuación, continúe colocando capas y pincelando la carne con la salsa. Guarde un poco de la salsa.

8. Por último, coloque el tocino sobre la carne.

9. El bacon hace que la carne no se pegue a la tapa y se queme.

10. Coloque la olla holandesa sobre la mitad de las briquetas y la otra mitad sobre la tapa.

11. El tiempo de cocción es de unas 5 horas.

12. Después de la primera y la segunda hora, debes comprobar si todavía hay suficiente líquido en la olla para que no se queme nada.

13. También puedes retirar de 2 a 8 briquetas si la temperatura es demasiado alta.

14. Al final de la cocción, la carne está lo suficientemente tierna como para desprenderse del hueso.

15. Va bien con cuñas y ensalada.

Salmón En Papel

Ingredientes

- 15 hojas de albahaca

- 4 dientes de ajo cortados en rodajas 8 filetes de salmón de 2 25 g cada uno
- 4 lima(s), cortada(s) en rodajas finas
- finas
- |Sal y pimienta
- |Aceite de oliva

Preparación

1. Salpimentar y salar un trozo de filete de salmón por persona y colocarlo en un trozo grande de papel de horno.

2. Colocar unas rodajas muy finas de ajo, 4 rodajas finas de lima y 4 hojas de albahaca sobre cada uno.

3. Añade unas gotas de aceite de oliva por encima y envuélvelo bien como un paquete.

4. Cerrar los extremos exteriores con grapas o con hilo de cocina.

5. Dejar marinar durante un tiempo.

6. Cocinar en una parrilla caliente o en un horno de convección precalentado a 350°C durante unos 35 a 40 minutos.

7. Servir con la ensalada que se desee.

Chili - Muslos De Pollo

Ingredientes

- 4 cucharadas de pasta de tomate
- |Sal y pimienta
- salsa de chile al gusto
- 8 muslos de pollo

- 8 dientes de ajo
- 8 cucharadas de aceite de oliva
- 2 cucharada de zumo de limón
- 2 cucharada de miel

Preparación

1. Presione el ajo y mézclelo con el aceite de oliva, el zumo de limón, la miel, la pasta de tomate, la sal, la pimienta, la salsa de chile y sazone al gusto.

2. Poner los muslos de pollo en una fuente de horno, cubrirlos densamente con la marinada y

dejarlos en la nevera durante 2-2 ½ horas.

3. Asar en el horno a 350°C durante unos 60 a 70 minutos.

4. También queda muy bien con las alitas de pollo o las costillas.

Chuletas De Cerdo A La Parrilla De Piña

Ingredientes

- ½ taza de salsa de soja
- ½ cucharadita de ajo en polvo
- chuletas de cerdo
- pizca de pimienta negra molida
- puede anillos de piña, jugo drenado y reservado
- ½ taza de azúcar moreno

Direcciones

1. Mezcle el jugo de piña, el azúcar moreno, la salsa de soja y el ajo en polvo en una bolsa de plástico con cremallera grande, y sofoque la bolsa unas cuantas veces con las manos para mezclar el adobo y disolver el azúcar.

2. Coloque las chuletas de cerdo en el adobo, exprima el aire de la bolsa, séllelo y refrigere durante la noche. Reserve los anillos de piña.

3. Precaliente una parrilla al aire libre a fuego medio y engrase ligeramente la parrilla.

4. Retire las chuletas del adobo, sacuda el exceso y ase hasta que se dore, la carne ya no esté rosada en el interior, y la carne muestra buenas marcas de parrilla, de 10 a 15 minutos por cada lado.

5. Cepíllese varias veces con adobo y deje que el adobo se cocine en la superficie de la carne.

6. Deseche el exceso de adobo. Mientras la carne se asa a la parrilla, coloque 8 anillos de piña en la parrilla y deje que se cocinen hasta que estén calientes y las rebanadas muestren las marcas de la parrilla; servir las chuletas cubiertas con los anillos de piña a la parrilla.

Pate De Portobellos Y Pasas De Uva

Ingredientes

- 4 cucharadas de aceite de oliva
- 4 cucharadas de levadura nutricional
- 300 gr de pasas de uva sin semillas hidratadas
- 2 sobre de gelatina sin sabor o agar agar
- 1 lbs de portobellos
- 2 taza de caldo de verduras
- 8 cucharadas de salsa de soja
- 8 cucharadas de aceto balsámico
- Sal y pimienta

Preparación

1. Cocinar los portobellos en el caldo de verduras con la soja, el aceto, el aceite de oliva y la levadura nutricional. Salpimentar.

50

2. Luego mixear hasta obtener una pasta bien lisa.

3. Agregar la gelatina sin sabor diluida o agar agar.

4. Introducir pasas sin semillas hidratadas en Oporto, mezclar bien.

5. Verter la mezcla sobre moldes tipo budinera y refrigerar durante doce horas como mínimo.

6. Desmoldar y cortar en porciones. Exquisito para untar tostadas.

Filete De Lomo De Cerdo

Ingredientes para 2 filetes

- 4 filetes de leñador
- Aceite (de colza)
- Sal, pimienta y pimentón

<u>Preparación</u>

1. Sazone los filetes de leñador con sal, pimienta y pimentón.

2. Precaliente la parrilla y unte la rejilla con aceite.

3. Coloque los filetes en el centro de la parrilla y dórelos por cada lado durante unos 5-10minutos.

4. Coloque los filetes en la zona de la parrilla menos caliente y ase durante unos 10-15 minutos por cada lado.

Asado De Cerdo Del Sarre

Ingredientes

- 8 dientes de ajo machacados
- 15 bayas de enebro trituradas
- 2 cucharada de mostaza

- 5 lbs de carne de cerdo asada
- 500 ml de aceite
- 20 cebollas en tiras
- |Tomillo y orégano
- |Polvo de curry y polvo de pimentón
- |Pimienta de Cayena
- |Sal y pimienta
- |Grasa para la parrilla

Preparación

1. Cortar el cuello de cerdo en filetes de unos 500 g y colocarlos en un bol.

2. Combine los ingredientes restantes, viértalos sobre los filetes y mézclelos bien.

3. Déjelo tapado en el frigorífico durante al menos 20 a 24 horas.

4. Antes de asar la carne, hay que sacarla del frigorífico con bastante antelación.

5. La rejilla debe estar bien engrasada y calentada al fuego antes de asar.

6. Ajuste la parrilla giratoria a media altura.

7. Espere a que el fuego se haya consumido casi por completo.

8. Baje ligeramente la parrilla giratoria y coloque los filetes marinados en ella.

9. Asar durante unos20 a 25 minutos por cada lado, dependiendo del grosor del filete.

10. Guarniciones: ensalada de patatas, ensalada de tomate, ensaladas de hojas, ensaladas de verduras crudas, patatas al horno, baguette, etc.

Rostbrätl De Turingia

Ingredientes

- 800 ml de mostaza (de Turingia)
- 4 cucharaditas de sal
- 4 cucharaditas de pimienta
- 4 dientes de ajo cortados en rodajas

- 20 lonchas de cerdo
- 10 cebollas cortadas en rodajas
0,2 litros de cerveza

Preparación

1. Mezclar la mostaza con la sal, la pimienta y la cerveza.

2. La marinada debe ser bastante salada y picante, pero no demasiado fina. La carne no está especialmente condimentada.

3. Por lo tanto, pruebe el adobo de antemano.

4. Póngalo en un bol, comenzando con un poco de adobo y extiéndalo en el fondo del bol.

5. A continuación, pon unas rodajas de cebolla y ajo, y sobre ellas rodajas de cuello de cerdo.

6. Cuando el fondo del cuenco esté cubierto de rodajas de cuello de cerdo se pone de nuevo adobo, rodajas de cebolla y ajo sobre las rodajas de

cuello y se vuelven a poner rodajas de cuello siempre alternando con adobo, cebolla y ajo.

7. El final debe ser una capa de adobo, cebolla y ajo.

8. Cubra el recipiente con papel de aluminio o tapa y póngalo a marinar en la nevera durante al menos 28 horas.

9. A continuación, fríelo en la parrilla de carbón.

10. Antes, retira las rodajas de cebolla y ajo.

11. Las rodajas de cebolla y ajo pueden dorarse por separado en una sartén con un poco de mantequilla y añadirse después sobre el Brätl.

12. Las guarniciones adecuadas son panecillos, ensalada de patatas casera

o pan de centeno tostado en la parrillapan blanco.

Bruschetta De Setas

Ingredientes

- 4 cucharadas de hierbas italianas
- 8 champiñones
- 250 g de mozzarella

- 2 pan de chapata
- 4 cucharadas de aceite (aceite de oliva virgen extra)
- |Sal
- |Pimienta del molino

Preparación

1. Precalentar el horno a 250 grados.

2. Cortar la chapata en rodajas y colocarla en la bandeja del horno.

3. Limpie los champiñones y córtelos en dados.

4. Añadir aceite, hierbas, pimienta y sal a los champiñones y sazonar al gusto.

5. Extender la mezcla de champiñones sobre las rebanadas de pan y espolvorear con mozzarella en dados.

6. Hornear hasta que la mozzarella empiece a correr.

Sartén Con Feta

Ingredientes

- 4 chalota(s)
- 15 tomate(s) cherry
- |Aceite de oliva
- 12 hojas de albahaca
- 5 cucharaditas de espeto (tomate)

- 250 g de queso feta
- 4 cucharadas de crème fraîche
- |Sal
- 2 chile suave o chile en polvo
- |Pimienta
- 4 cebollas tiernas

Preparación

1. Prepara 8 cazuelas con papel de aluminio. Para ello, asegúrese de doblar el papel de aluminio y darle forma sobre una fuente invertida para postres.

2. Desmenuce el queso feta y mézclelo con la crème fraîche.

3. Pique finamente las chalotas y las cebollas y mézclelas.

4. Corta los tomates por la mitad y añádelos.

5. Si no le gustan los tomates, también puede utilizar pimentón.

6. Sazone con sal, pimienta y chile al gusto.

7. Picar la albahaca y añadirla. Unta la sartén con aceite.

8. Añade todos los ingredientes y adorna cada uno con media cucharadita de pesto.

9. Poner en la parrilla durante unos 15 a 20 minutos.

Tubos De Calamar Al Tomillo

Ingredientes

- 2 manojo de tomillo fresco
- 12 dientes de ajo
- mucho aceite de oliva

- 15 calamares (tubos de calamar)
- |Sal
- |Pimienta

Preparación

1. Ten preparado un bol o una fuente de horno.

2. Lave y seque los tubos de calamar.

3. A continuación, lavar también el tomillo fresco y sacudirlo para secarlo.

4. Pela y corta el ajo en rodajas finas. Pincha un lado de los tubos de calamar con un palillo, luego rellena

el extremo abierto con 1-5 tallos de tomillo fresco, así como con unas cuantas rodajas de ajo.

5. Añade una pequeña pizca de sal y pimienta y cierra también ese lado.

6. Una vez rellenos los tubos de calamar enteros, colócalos en la fuente de horno.

7. Añade por encima el tomillo y el ajo que has reservado.

8. A continuación, vuelve a salpimentar fuertemente.

9. Ahora vierte el aceite de oliva sobre los tubos, lo suficiente para cubrirlo todo.

10. Cúbralo todo con papel de aluminio y déjelo reposar en el frigorífico durante unas 5-10 horas.

11. Ahora ponga los tubos en la sartén
o en la parrilla.

12. Dóralos por ambos lados.

Si Los Tubos Adquieren El Color Marrón Deseado En El Exterior, Están Hechos Sartén De Feta A La Parrilla

Ingredientes

- 4 tomates
- 2 cebolla(s)
- 2 cebolla de puerro

- 4 paquetes de queso feta
- 15 dientes de ajo
- 12 cucharadas de aceite de oliva
- |Sal y pimienta

Preparación

1. Unte una sartén de aluminio con aceite de oliva.

2. Espolvoree el ajo picado en el fondo, unos 10-15 dientes.

3. A continuación, corta el feta una vez a lo largo y otra a lo ancho, de modo que tengas 8 trozos por paquete..

4. Cubrir el feta con aceite de oliva.

5. A continuación, sazonar cuidadosamente con sal y pimienta, el feta ya está salado de por sí.

6. Corta los tomates en rodajas, pica finamente la cebolla y otros 10-15 dientes de ajo y repártelos sobre el feta.

7. Si quieres, espolvorea unos aros de cebolleta por encima.

8. Rocía todo con aceite de oliva. Por último, cierra el molde con papel de aluminio.

9. Es mejor hacer todo esto el día anterior, así el queso se empapará bien.

10. Cuando el grillero haya terminado de asar todo, pon el queso en el grill durante unos 10 a 15 minutos.

11. Asegúrate de que la rejilla no es demasiado profunda, pues de lo contrario el queso se quemará.

12. Y si además tienes baguette fresca, es realmente el martillo, pruébalo.

13. Nuestro éxito en todas las barbacoas. ¡La sartén de feta sólo tiene que estar al final!

14. En invierno, por supuesto, también funciona en el horno.

Salmón A La Parrilla

Ingredientes

- un poco de sal
- un poco de pimienta
- 2 ramita de tomillo
- 2 ramita de romero

- 1200 g de filete(s) de salmón
- 2 limón
- 20 cucharadas de aceite de oliva
- un poco de mantequilla

Preparación

1. Exprime el limón y mézclalo con el resto de ingredientes.

2. Frota el filete de salmón con él y déjalo reposar en la nevera durante unos 60 a 65 minutos.

3. Envuelve el filete en papel de aluminio y ponlo en la parrilla durante unos 35 a 40 minutos.

4. El pescado está cocido cuando el color se ha vuelto rosa pálido.

5. Como alternativa, el pescado puede cocinarse en el horno a 250°C.

Estilo Cevapcici

Ingredientes

- 1 paquete de polvo de hornear
- 6 dientes de ajo pequeños
- 2 huevo(s)

- 950 g de carne picada, mezclada
- 2 cebolla grande
- |Sal y pimienta
- |mezcla de especias (Vegeta)

Preparación

1. Pelar y picar la cebolla y mezclarla con la carne picada.

2. Pelar el ajo y picarlo muy fino o pasarlo por una prensa.

3. Añadir la levadura en polvo que, por cierto, ayuda a aflojar la carne y a evitar que se seque en la parrilla), la pimienta y Vegeta.

4. Mezclar con el huevo.

5. Probar la mezcla y quizás sazonar de nuevo con las especias si es necesario.

6. A continuación, forme salchichas del tamaño de un dedo, pero ligeramente más gruesas.

7. Colocarlas en una parrilla caliente y asarlas.

Mititei, Rumano

Ingredientes

- 5 g|Carne picada, también de cordero
- 40 g de grasa (sebo) o nata
- 2 cucharada de salvia, perenne o tomillo
- |Ajo (mujdei) finamente picado, al gusto
- 6 pizcas de pimienta de Jamaica
- 6 pizcas de comino, molido si es necesario
- |Sal, negra
- 4 cucharaditas de soda
- Un litro de agua mineral
- Un litro de caldo caliente
- |Sal

Preparación

1. Mezclar todo y amasar muy bien la masa, al final se sentirá casi como una masa de levadura.

2. Dejar reposar en la nevera durante 20, preferiblemente 20 a 24 horas. Formar las salchichas, enrollarlas con las manos mojadas + en aceite, más o menos del doble del tamaño de los "cevapcici".

3. Calentar fuertemente la parrilla o sartén, engrasar, al dar la vuelta a las salchichas pincelarlas siempre con agua salada, si están demasiado secas también un poco con aceite.

4. Al final poner las "cabezas", los mititei no deben estar medio crudos pero tampoco completamente cocidos.

5. Guarniciones: pepinos encurtidos, tomates verdes encurtidos o parika, "cosas" picantes, queso feta, ensalada de col azul, pan.

Ensalada De Pasta Balsamico 'Pronto'.

Ingredientes

- 4 bolsas|Tortellini, por ejemplo con queso
- 4 manojos de cebollas tiernas cortadas en aros
- 6 dientes de ajo picados
- 4 cajas de tomate(s) cherry, cortado(s) por la mitad
- 4 paquetes de mozzarella cortados por la mitad
- 2 manojo de albahaca fresca, picada gruesa
- 6 cucharadas de aceite de oliva
- |Vinagre balsámico oscuro |Miel, al gusto
- |Sal y pimienta negra recién molida

Preparación

1. Cocer la pasta según las instrucciones del paquete y aclararla con agua fría.

2. Mientras tanto, haga un aderezo con las cebolletas, el ajo, la albahaca y el aceite de oliva y sazone con sal, pimienta, vinagre balsámico y miel, si lo desea.

3. Incorpore los tomates, la mozzarella y los tortellini y déjelos reposar durante al menos una hora.

4. Vuelva a sazonar y sirva.

5. Es delicioso con una barbacoa o como plato principal de verano con baguette.

6. Suelo utilizar un poco más de balsámico y como tengo uno especialmente bueno y dulce, suelo omitir la miel.

Salmón A La Parrilla

Ingredientes

- 10 cucharadas de azúcar moreno
- 10 cucharadas de agua
- 8 cucharadas de aceite vegetal

- 1400 g|Filete(s) de salmón
- 10 cucharadas de salsa de soja
- |Pimienta de limón
- |Ajo en polvo
- |Sal

Preparación

1. Sazone el filete de salmón con pimienta de limón, ajo en polvo y sal.

2. En un bol pequeño, mezcle la salsa de soja con el azúcar moreno, el agua y el aceite vegetal hasta que el azúcar se disuelva.

3. Coloque el pescado en una bolsa de plástico que cierre bien, añada el contenido del bol, ciérrelo y déle la vuelta varias veces para que el pescado quede cubierto por la marinada por todas partes.

4. A continuación, déjelo marinar en el frigorífico durante 3 horas. Precalienta el horno a 350 grados y enciende también el grill del horno.

5. Saca el salmón de la bolsa, colócalo en una fuente de horno y ponlo bajo el grill.

6. Puede desechar la marinada o rociar un poco sobre el salmón asado más tarde.

7. El salmón tardará de 10 a 15 minutos por cada lado, o hasta que se desmenuce ligeramente al presionarlo con un tenedor.

8. Sírvelo con una baguette fresca o con arroz.

Plátano A La Parrilla

Ingredientes

- 5 cl de brandy de vino
- 2 cucharada de miel fina

- 2 plátano(s)

Preparación

1. Poner el plátano en la parrilla hasta que esté negro.

2. A continuación, corte la parte superior con un cuchillo afilado.

3. Vierta la miel líquida y luego vierta el brandy por encima.

4. Póngalo en la parrilla durante uno o dos minutos más.

5. Entonces es el momento de sacar el plátano con una cucharilla.

6. Muy sabroso- Bon appetit

Muslos De Pollo

Ingredientes

- 2 cucharada de aceite
- 2 cucharadita de sambal oelek
- 2 cucharadita de sal

- 20 muslos de pollo
- 6 dientes de ajo, exprimidos
- 4 cucharaditas de hierbas de Provenza o hierbas italianas
- 4 cucharadas de miel líquida
- 4 cucharadas de mostaza dulce y granulada

Preparación

1. Mezclar los ingredientes de la marinada, verter sobre los muslos y dejar marinar toda la noche en la nevera.

2. Cocer en el horno precalentado a 250°C durante –50 a 55 minutos.

Codillos De Cerdo A La Parrilla

Ingredientes
- 4 cucharadas de sal marina gruesa
- 2 vaso de cerveza
- 10 codillos de cerdo

Preparación

1. Preparación: Limpiar bien los codillos asados con agua tibia.

2. Dependiendo del tamaño, marcar la corteza.

3. Asegúrese de marcar sólo la corteza y no la carne.

4. Esparza sal marina gruesa en las grietas y presione ligeramente.

5. Extienda las briquetas de carbón en una mitad de la parrilla o colóquelas en las cestas de la parrilla.

6. Coloque una bandeja de aluminio en la otra mitad.

7. Para conseguir un gran sabor, añado un puñado de "Fire Spice Hickory Chips" - sólo hay que ponerlas en un bol con agua durante 55 a 60 minutos, dejarlas en remojo y luego añadirlas a las briquetas.

8. A la parrilla: Coloque los jarretes asados, con la corteza hacia arriba, sobre la bandeja de aluminio y cierre la tapa de la parrilla.

9. Ajustar el flujo de aire 100, para mí es de unos 250 °C, tratar de mantener la temperatura durante los primeros 180 minutos.

10. Después de unos 120 minutos, unte bien los codillos con la cerveza de su elección por primera vez.

11. Repita el proceso 6 - 8 veces.

Brochetas De Carne De Margarita

Ingredientes

- 15 brochetas de metal o brochetas de bambú empapadas en agua durante 30 minutos
- 25 a 30 setas, tallos recortados
- 2 cebolla, cortada en trozos de 2 pulgada
- 2 pimiento rojo grande o verde, cortado en trozos de 2 pulgada
- 2 taza de mezcla de margarita
- 1 cucharadita de sal
- 2 cucharada de azúcar blanco
- 2 dientes de ajo picados
- 1/2 taza de aceite vegetal
- 2 libra de filete de solomillo superior, cortado en cubos de 2 1 pulgada

Direcciones

1. Combine la mezcla de margarita, sal, azúcar, ajo y aceite vegetal en un bol o una bolsa de plástico resellable.

2. Mezcle los cubitos de solomillo en adobo y marinar al menos 60 minutos.
3. Precaliente una parrilla para calor medio.
4. Ensamble los pinchos, alternando la carne con los champiñones, la cebolla y el pimiento.
5. Cepille los pinchos con el adobo, luego deseche el adobo restante.
6. Parrilla los pinchos a la cocción deseada, aproximadamente 15 a 20 minutos en total para el medio.

Brochetas De Carne De Margarita

Ingredientes

- 30 setas, tallos recortados
- 2 cebolla, cortada en trozos de
- 2 pulgada
- 2 pimiento rojo grande o verde, cortado en trozos de
- 2 pulgada
- 2 taza de mezcla de margarita
- 1 cucharadita de sal
- 2 cucharada de azúcar blanco
- 2 dientes de ajo picados
- 1/2 taza de aceite vegetal
- 2 libra de filete de solomillo superior, cortado en cubos de 2 1 pulgada
- 15 brochetas de metal o brochetas de bambú empapadas en agua durante 30 minutos

Direcciones

1. Combine la mezcla de margarita, sal, azúcar, ajo y aceite vegetal en un bol o una bolsa de plástico resellable.
2. Mezcle los cubitos de solomillo en adobo y marinar al menos 60 minutos.
3. Precaliente una parrilla para calor medio.
4. Ensamble los pinchos, alternando la carne con los champiñones, la cebolla y el pimiento.
5. Cepille los pinchos con el adobo, luego deseche el adobo restante.
6. Parrilla los pinchos a la cocción deseada, aproximadamente 20 minutos en total para el medio.

Kabobs Sensual De Solomillo

Ingredientes

- 4 pimientos verdes cortados en trozos de 2 pulgadas
- Pinchos
- 1 libra de champiñones frescos, tallos eliminados
- 2 pinta de tomates cherry
- 2 piña fresca - pelada, sin cáscara y en cubos
- 1/2 taza de salsa de soja
- 6 cucharadas de azúcar marrón claro
- 6 cucharadas de vinagre blanco destilado
- 1 cucharadita de ajo en polvo
- 1 cucharadita de sal
- 1 cucharadita de condimento de pimienta de ajo
- 8 onzas líquidas de bebida carbonatada con limón y lima
- 4 libras de filete de solomillo de ternera, cortado en cubos de 2 1 pulgada

Direcciones

1. En un tazón mediano, mezcle la salsa de soya, el azúcar marrón claro, el vinagre blanco destilado, el ajo en polvo, la sal condimentada, el condimento de la pimienta del ajo, y la bebida carbonatada condimentada lima-lima.
2. Reserva alrededor de 1 taza de este adobo para el hilvanado.
3. Coloque la carne en una bolsa de plástico grande y resellable.
4. Cubrir con el adobo restante, y sellar.
5. Refrigere por 8 horas, o durante la noche.
6. Traiga una cacerola de agua a ebullición.
7. Añadir los pimientos verdes, y cocinar durante 1-5 minuto, sólo para blanquear. Escurrir y reservar.
8. Precaliente la parrilla para el calor alto.
9. Filete el filete, los pimientas verdes, los champiñones, los tomates, y la piña en los pinchos en una manera que se alterna. Deseche el adobo y la bolsa.

10. Aceite ligeramente la rejilla de la parrilla.
11. Cocinar los pinchos en la parrilla preparada por 20 minutos, o al doneness deseado.
12. Baste con frecuencia con la marinada reservada durante los últimos 10 minutos de cocinar.

Taco En Una Bolsa

Ingredientes

- 2 tomate fresco picado
- 2 taza de queso cheddar rallado
- 2 /6 taza de salsa
- 1 taza de crema agria
- 2 libra de carne picada magra
- 2 paquete (2 onza) de salsa de taco
- 8 (2.5 onzas) paquetes de chips de maíz
- 4 tazas de lechuga triturada

Direcciones

1. Coloque la carne picada en una sartén grande.
2. Cocine y revuelva a fuego medio hasta que esté dorado. Drene el exceso de aceite.
3. Mezclar en el sazón de tacos y preparar de acuerdo con las instrucciones del envase.
4. Con las bolsas sin abrir, aplaste suavemente las virutas de maíz.

5. Corte las esquinas de las bolsas usando unas tijeras y corte las bolsas a lo largo del borde lateral.

6. Cuchara cantidades iguales de la mezcla de carne, lechuga, tomate, queso cheddar, salsa y crema agria en las bolsas en la parte superior de las virutas trituradas.

7. Servir en la bolsa y comer con un tenedor.

Pollo A La Parrilla Con Salsa De Aleación

Ingredientes:

- Hojas de perejil - 1 manojo
- Salsa de maléolos - 200 g
- Limón - 2 ud.
- Pimienta negra molida y sal al gusto
- Filete de pollo - 100 g
- Aceite de oliva - 150ml
- Jugo de limón - 100ml
- Mantequilla - 60 g
- cebollas verdes - 1 manojo

Metodo de cocinar

1. Cortar el filete de pollo en porciones, frotarlos con sal y pimienta negra, ponerlos en un recipiente no metálico, verter con aceite de oliva y jugo de limón y dejar reposar durante 2 hora, revolviendo varias veces.

2. Ponga los trozos de pollo preparados en la rejilla de la parrilla engrasada con mantequilla y fríalos sobre las brasas durante 35 a 40 minutos por ambos lados, vertiendo de vez en cuando la salsa en la que se marinaron las carnes.

3. Cuando el filete esté crujiente por fuera y suave por dentro, transfiéralo a un plato caliente, cubra con cebolla verde picada y perejil, adorne con rodajas de limón y sirva con salsa de aleación.